Te 187

AF463540

MF
S/4009

Conseils aux Dames.

UN MOT

SUR LES MALADIES

DE LA MATRICE,

DU VAGIN,

ET DES

PARTIES SEXUELLES EXTERNES

DE LA FEMME,

et principalement

SUR LE CANCER DE LA MATRICE, SUR LA LEUCORRHÉE (FLUEURS BLANCHES), ET SUR LE PRURIT DE LA VULVE (DÉMANGEAISONS DES GRANDES LÈVRES).

BIBLIOTHÈQUE ROYALE

PARIS.

AU CABINET DE CONSULTATIONS MÉDICALES

347, RUE SAINT-HONORÉ,

De 4 à 6 heures.—Les dimanches de 11 à 2 heures.

1848

CONSEILS AUX DAMES.

Au nombre des maladies qui attaquent les femmes, celles qui ont leur siége aux parties génitales internes et externes sont sans contredit les plus fréquentes, et, à juste titre, les plus redoutées. La jeune fille qui se forme ; la jeune femme nouvellement mariée ; enfin la femme arrivée à l'âge critique, peuvent rarement échapper aux maladies, ou tout au moins aux indispositions qui sont inhérentes à leur sexe et qui reconnaissent pour point de départ la matrice ou une partie quelconque des organes environnans. On conçoit dès lors facilement que cette seule fraction de la grande nomenclature des maladies qui affligent l'espèce humaine suffit à absorber les loisirs du médecin qui se livre consciencieusement à leur étude ; mais par cela même on comprend aussi que celui-là seul arrive facilement à des succès et à des guérisons durables, qui ne s'occupe que des maladies de la femme. C'est ce que nous avons fait, et le succès a répondu à nos espérances. Avide de savoir, nous avons voulu savoir beaucoup, afin de savoir assez ; aussi ne nous sommes-nous pas contentés d'étudier les maladies des femmes dans Paris; persuadé que ce n'est qu'en étudiant une maladie sous l'influence de divers climats, qu'on finit par la connaître sous toutes ses faces, et par s'en rendre, pour ainsi dire, maître, nous avons observé les maladies de matrice et les flueurs blanches dans les pays plus froids que le nôtre, et nous avons également consacré quelques années à l'étude approfondie de ces mêmes maladies dans les pays méridionaux.

On peut dire que notre climat de Paris est la réunion de tous les climats; notre hiver place les malades dans les conditions où l'on se trouve habituellement en Prusse et en Russie. Notre été les soumet souvent aux influences habituelles à l'Espagne et à l'Italie. Avoir étudié les maladies dans ces divers climats, c'est donc avoir appris à guérir des Italiennes et des Prussiennes; ou bien, en d'autres termes, c'est avoir appris à guérir les Parisiennes en toute saison ; ce que nous ne pourrions pas faire si nous n'avions étudié qu'à Paris, puisque nous serions très souvent forcé de remettre la guérison à ce qu'on appelle ordinairement la bonne saison. En attendant, la nature est là qui marche, le mal fait des progrès, et l'on en arrive à ne pouvoir guérir six mois plus tard ce que l'on eût facilement guéri six mois auparavant.

Beaucoup d'auteurs recommandables ont écrit sur les maladies des femmes; mais tous ont écrit plutôt pour les médecins que pour les personnes étrangères à la médecine ; il s'ensuit que les femmes ne savent en général à quoi s'en tenir sur les maladies auxquelles elles sont exposées, et qu'on en trouve beaucoup qui ne prêtent qu'une attention fort légère aux indispositions qui les atteignent et qui tôt ou tard dégénèrent en maladies mortelles ; tandis que quelques autres s'imaginent, au contraire, être vouées à une mort certaine dès l'instant où elles ressentent un peu d'irritation dans les organes sexuels, ou dès qu'elles s'aperçoivent d'un écoulement quelconque.

D'où vient un tel état de choses? Il provient, selon nous, de ce que jamais l'on n'a fait connaître aux femmes la différence qu'il y a entre les maladies qui attaquent la *matrice*, celles qui intéressent le *vagin*, et celles qui sont bornées aux *parties sexuelles externes*. C'est donc, à notre avis, rendre aux femmes un service signalé, que de les mettre à même d'apprécier jusqu'à un certain point leur position et de savoir distinguer, au moins approximativement, si elles sont atteintes d'une maladie de *matrice*, d'une maladie du *vagin*, ou bien si leur mal se borne aux *parties sexuelles externes*.

Presque toutes les femmes sont persuadées que toutes les fois qu'elles éprouvent de la douleur ou une souffrance quelconque dans les parties sexuelles, c'est la *matrice* qui est malade ; il est bon de faire connaître combien cette erreur est dangereuse et préjudiciable ; dangereuse, en ce que si la malade s'adresse à un médecin qui ne la questionne pas d'une manière complète, et même qui, dans certains cas, n'examine pas avec la plus grande attention les parties malades, il peut arriver qu'une affection très grave soit méconnue dans son principe et qu'elle ne soit pas convenablement traitée. L'erreur peut être préjudiciable à la femme, en ce sens, que si elle se croit atteinte d'une maladie de *matrice*, comme il ne manque pas dans le monde de gens qui affirment à tout propos que les maladies de matrice sont incurables, la malade se frappe l'imagination, et le moral étant ainsi affecté, la maladie peut prendre une extension rapide qui conduise effectivement à l'incurabilité.

Cette fausse appréciation dérive de deux causes : d'abord de ce qu'en général les femmes ne savent pas se rendre un compte exact des sensations qu'elles éprouvent, parce qu'elles ne connaissent pas les organes qui sont attaqués, et ensuite de ce qu'elles ignorent les signes ou symptômes propres aux diverses maladies qui peuvent les atteindre.

Nous allons donc consacrer quelques lignes à la description des organes sexuels de la femme ; nous indiquerons ensuite rapidement les principaux signes et les sensations caractéristiques des diverses maladies qui attaquent le plus ordinairement ces parties. Il est entendu que nous ne prétendons pas faire la description anatomique de ces organes, mais que nous voulons seulement donner aux femmes des indications simples mais précises, afin qu'elles puissent apprendre à ne pas confondre les diverses sensations maladives qu'elles ressentent et à pouvoir les rapporter facilement à l'organe dont par avance elles connaîtront le nom et la position relative, et de cette manière mettre le médecin sur la voie de la maladie dont elles sont atteintes.

Les organes de la génération chez la femme peuvent se diviser en organes *externes*, *intermédiaire* et *internes*.

Les *organes externes* sont les *grandes* et les *petites lèvres* et le *clitoris*, au dessous duquel vient s'ouvrir le *canal de l'urètre*, qui sert à la sortie des urines de la vessie. La réunion de ces divers organes constitue ce que l'on nomme la *vulve*.

L'*organe intermédiaire* est le *vagin*, sorte de conduit qui a environ six pouces de long, et qui d'une part commence aux *petites lèvres*, et d'autre part se termine près de l'orifice de la matrice.

Enfin les *organes internes* sont : la *matrice*, qui est située assez profondément dans le bas-ventre, et dont l'orifice repose sur l'extrémité du vagin ; les *ovaires*, qui sont placés dans le bas-ventre, de chaque côté de la matrice.

Passons maintenant en revue les maladies qui attaquent le plus fréquemment ces divers organes, et indiquons les signes les plus caractéristiques de ces maladies.

Les *grandes lèvres* peuvent être atteintes d'abcès, de kystes, de tumeurs fibreuses, de varices, etc.; les *petites lèvres* sont quelquefois attaquées par l'inflammation, par des tumeurs fongueuses, etc.; le *clitoris* présente parfois une dégénérescence carcinomateuse; ces diverses affections sont très rares, aussi nous ne nous y arrêterons pas; il en est de même de l'érysipèle de la *vulve*; du renversement du vagin; de la cystocèle vaginale; de la rupture de la matrice; de l'hystérocèle; de la hernie des ovaires, etc., etc.

Nous pensons atteindre mieux notre but, qui est de mettre les malades à même de savoir à quoi s'en tenir sur les parties affectées, en ne parlant en détail que des maladies les plus fréquentes, de celles auxquelles nulle femme, pour ainsi dire, n'échappe. Ainsi nous commencerons par le *prurit de la vulve*.

Cette affection, vulgairement appelée *démangeaisons*, et qui au premier abord ne semble pas devoir arrêter l'attention, est cependant une de celles qui incommodent le plus les dames. Le symptôme le plus ordinaire de cette maladie est une démangeaison plus ou moins vive, fixée à la *vulve*, c'est-à-dire aux parties externes. Cette démangeaison se reproduit le plus ordinairement aussitôt que les règles sont terminées; elle est plus vive le soir, après les repas, après un travail assidu. Cette incommodité, qui est due à des causes diverses, est purement locale; mais si l'on n'y apporte pas remède, elle augmente et bientôt on a la plus grande peine du monde à s'en débarrasser.

Polype du vagin. Maladie peu fréquente; toutefois on la rencontre quelquefois;

sensation de gêne dans le vagin, obstacle à la sortie du sang des règles; lorsque le polype est développé, grande difficulté d'introduire le doigt dans le vagin; douleur à peu près nulle; avec le temps le polype s'accroît en longueur et il finit par se montrer à l'orifice du vagin.

Leucorrhée (flueurs blanches). S'il est une maladie insidieuse dans sa marche, c'est celle-ci; cette maladie atteint un nombre considérable de femmes, et au bout d'un certain laps de temps elle finit par miner et détruire les meilleures constitutions, les tempéramens les plus forts. Les flueurs blanches (de *fluer*, couler), attaquent les femmes de tous les âges et de tous les tempéramens, et c'est fort mal à propos qu'on a prétendu qu'elles n'atteignaient que les tempéramens mous et lymphatiques. Malheureusement, il n'en est rien, et les femmes les mieux constituées d'ailleurs, celles qui sont sanguines aussi bien que celles qui ont en partage une constitution bilieuse, éprouvent de fréquentes atteintes de cette funeste maladie. Quelquefois la jeunesse se passe d'une manière parfaite; une santé robuste rassure la femme et lui laisse entrevoir un avenir exempt de souffrance; le mariage a lieu, et après le premier enfant, sans cause appréciable, des flueurs blanches se déclarent. D'autres fois, une femme aura plusieurs enfans sans rien éprouver de fâcheux, et vers l'âge de trente ans, elle voit apparaître un écoulement ou même un simple suintement qui bientôt mine sa santé, réagit sur les forces digestives, et qui, si elle n'y porte un prompt remède, la fait passer à un état maladif, triste avant-coureur des plus graves désordres du côté de la matrice. A quoi faut-il attribuer un tel état de choses? Souvent à des influences inaperçues qui agissent lentement et finissent par donner lieu à une maladie souvent bien difficile à guérir, à moins que l'on n'ait recours aux conseils éclairés d'un médecin qui s'est spécialement occupé du traitement de la *leucorrhée.*

Les signes caractéristiques des flueurs blanches sont trop connus pour que nous en parlions ici ; cependant nous croyons devoir dire qu'elles sont constituées par un écoulement qui a lieu à la surface du vagin, et qu'il est des cas où il existe un écoulement qui provient de la matrice et qui est dû à une inflammation chronique de cet organe, qui finit par être atteint d'ulcères et même de cancer. C'est donc dans la prévision d'un pareil écoulement, et pour éviter des erreurs fatales, que les malades doivent se confier à un médecin habitué à se servir du *spéculum*, qui pourra s'assurer du véritable point de départ de l'écoulement et qui y portera un prompt remède. Un autre symptôme qui accompagne presque toujours les flueurs blanches, c'est un mal d'estomac plus ou moins violent ; les malades perdent l'appétit, ou bien encore leurs digestions se font mal ; aussi dès qu'une femme éprouve des douleurs d'estomac qui se reproduisent pendant quelque temps sans cause connue, elle doit craindre que des flueurs blanches peu appréciables n'en soient la cause, et elle doit recourir de suite à un médecin afin d'éviter de laisser s'enraciner une aussi fâcheuse maladie.

Inflammation de la matrice. On doit distinguer ces inflammations en *aiguë* et en *chronique*. *L'inflammation aiguë de la matrice* provient dans la plupart des cas d'une chute, d'un coup sur le bas-ventre, ou bien encore de la suppression subite des règles. Cette inflammation, qui porte aussi le nom de *métrite aiguë*, commence le plus souvent par un frisson général vif, suivi d'une forte chaleur à la peau ; puis la malade éprouve une douleur sourde, une sorte de poids à la partie inférieure du bas-ventre et tout à fait intérieurement; elle ressent aussi une pesanteur du côté du fondement, ce qui la porte à faire des efforts comme pour aller à la garderobe. Les urines sortent difficilement et elles sont chaudes au passage; le bas-ventre devient tendu et très sensible lorsqu'on le touche; il y a douleur dans les reins, et enfin dans certains cas il se fait par le vagin un écoulement de mucosités filantes blanches et quelquefois sanguinolentes provenant de la matrice.

La métrite chronique (inflammation chronique de la matrice) succède dans la plupart des cas à l'inflammation du vagin, c'est-à-dire aux flueurs blanches, surtout lorsque ces dernières durent depuis un certain temps. Si cette maladie fait des victimes, il faut l'attribuer à ce qu'un nombre de malades ont une fausse honte ou une pudeur fort en désaccord avec l'intérêt de

R.F.

leur conservation. Il s'ensuit que la métrite chronique existe souvent depuis longtemps sans qu'on s'en doute ; et cela provient du peu de souffrances qu'elle occasionne dans le commencement. Ces souffrances étant très supportables, la malade se fait illusion à elle-même, s'imagine qu'elle a affaire à un léger écoulement du vagin, et lorsqu'enfin des douleurs vives se déclarent, il est le plus souvent trop tard et l'art est impuissant. Si donc un conseil sage peut être donné et accepté, c'est celui de s'en rapporter à un médecin dès le début d'un écoulement sans douleurs, quelque minime qu'il paraisse en lui-même.

Les signes qui caractérisent principalement la *métrite chronique* sont en partie les mêmes que ceux de la *métrite aiguë* ; mais à un degré moindre. Le plus souvent un écoulement assez abondant et plus ou moins épais se déclare. L'écoulement des règles devient irrégulier ; la malade éprouve une sensation de pesanteur au bas-ventre, des tiraillemens dans les aines, dans les reins et dans les parties supérieures des cuisses, des picotemens dans le fondement, des élancemens vers le fond du vagin et au col de la matrice. Tous ces symptômes deviennent plus marqués à l'époque des règles. Bien que la réunion de tous ces symptômes indique presqu'à coup sûr l'existence de la *métrite chronique*, cependant il arrive souvent que cette dangereuse maladie ne présente qu'un ou deux de ces signes distinctifs et que les autres ne se font pas sentir; c'est dans ces cas surtout que les lumières du médecin sont indispensables. C'est aussi dans ces cas qu'il est essentiel que le médecin apprécie l'état des parties malades au moyen du *spéculum*. On appelle ainsi un instrument destiné à faire apercevoir le vagin dans toute sa longueur et le col de la matrice. Au moyen du spéculum on peut aussi, quand cela est nécessaire, porter dans le vagin et jusqu'à la matrice les médicamens qu'il convient d'y appliquer pour obtenir la guérison des parties malades. Plusieurs instrumens ont été inventés par des médecins pour faciliter l'exploration des parties sexuelles de la femme; mais aucun de ces instrumens ne remplit le but qu'on doit se proposer, celui de bien voir la membrane muqueuse qui garnit l'intérieur du vagin, ainsi que l'orifice de la matrice. La plupart, étant trop volumineux, distendent les parties trop fortement et fatiguent beaucoup les malades; ils ont encore un autre inconvénient, c'est de ne laisser voir que la matrice et difficilement le vagin; la plupart aussi sont fendus en deux ou plusieurs parties qui s'écartent et se rapprochent à volonté; et comme, après avoir écarté ces parties pour examiner le vagin, il faut les rapprocher pour retirer l'instrument, il s'ensuit que presque toujours la membrane interne du vagin est pincée entre les deux branches du spéculum; de là des déchirures et quelquefois des ulcères.

Frappé de ces graves inconvéniens, nous avons imaginé un *spéculum* d'une forme nouvelle, de très petite dimension, qui, par conséquent, peut être introduit sans fatigue pour la malade; ce *spéculum* est mobile sur son axe, et il permet de voir parfaitement, non seulement la matrice, mais encore le vagin dans toute sa longueur et d'y porter les médicamens nécessaires; en outre dans aucun cas il ne peut blesser.

Nous croyons devoir dire ici un mot de la répugnance qu'ont certaines malades à se laisser visiter. Certes, nous faisons la part de la pudeur si naturelle au sexe; mais le sentiment de la conservation doit dans certains cas l'emporter sur tout autre sentiment, et le raisonnement suivant nous paraît de nature à vaincre la répugnance qu'éprouvent les dames dans ces circonstances. Il n'est personne qui n'admette que l'on n'ait infiniment plus de chances de succès, dans tous les cas de maladies, lorsque l'on peut examiner d'une manière complète les parties qui sont le siége d'une maladie quelconque; aussi c'est pour cette raison que généralement les médecins ont plus de succès dans le traitement de ce qu'on appelle les *maladies chirurgicales*, que dans les maladies appelées *médicales* ou *internes*. Ainsi, par exemple, il est plus facile de guérir une plaie existant à la surface du corps, ou bien encore, une fracture de membre qu'une affection de l'estomac ou des intestins. On en conçoit bien la raison; dans le premier cas, en effet, le médecin peut juger à chaque instant des progrès que son traitement fait faire à la cicatrisation de la plaie; il peut, par conséquent, modifier sa médication suivant qu'il s'aperçoit qu'elle est ou trop active ou trop peu efficace. Lorsqu'au contraire il s'agit d'une maladie de l'estomac, le médecin est forcé de se borner à apprécier les divers symptômes qui se rattachent ordinairement à ces sortes d'affections et de se laisser guider par ces symptômes; mais il arrive quelquefois que ces signes habituels manquent, et alors le médecin est dérouté et se voit obligé d'aller en tâtonnant, ce qui est toujours fâcheux. Si maintenant nous faisons aux maladies des femmes l'application de ce que nous venons de dire, on comprendra sans peine que le médecin qui, à l'aide d'un instrument fait exprès, peut, aussi souvent qu'il le jugera convenable, examiner la surface des parties malades, aura bien plus de chances de guérir, que celui qui se borne à interroger la femme et qui s'en tient à ce qu'elle lui raconte de sa maladie. En effet, il arrive souvent que telle malade qui, deux ou trois ans plus tard, mourra par suite d'ulcères ou de cancer à la matrice, ne ressent, au moment où elle consuite pour la première fois, que des douleurs très légères. A cette époque, le travail morbide se fait dans l'épaisseur des tissus et il ne se dévoile que par l'examen attentif des parties qui présentent soit un changement de couleur, soit un changement de densité, soit enfin quelque signe caractéristique dont celui-là seul peut saisir et apprécier toute l'importance, qui a étudié pendant de longues années ce genre de maladies.

Il est bien entendu que l'exploration des parties internes à l'aide du spéculum ne saurait dans aucun cas avoir lieu lorsqu'il s'agit de jeunes personnes non mariées; mais fort heureusement aussi, dans ce cas, les flueurs blanches sont moins difficiles à guérir, parce qu'elles ne reconnaissent pas pour cause une inflammation de matrice et que la plupart du temps elles ne sont que le résultat d'un tempérament détérioré, et qu'il est facile de modifier à l'aide de médicamens qui agissent sur la masse du sang.

Un autre avantage immense que présente l'emploi du spéculum chez les femmes, c'est la possibilité de traiter directement les maladies du vagin ou de la matrice en appliquant les médicamens à leur surface et sur le mal lui-même. Cette méthode de traitement ne nous a jamais manqué, et l'on conçoit du reste très facilement qu'on doit parvenir à guérir d'une manière sûre lorsqu'on peut déposer le médicament sur le mal lui-même.

Le squirrhe et le cancer de la matrice. Cette maladie affreuse survient ordinairement aux femmes qui ont été atteintes de flueurs blanches chroniques. Elle présente trois degrés distincts ; dans le premier degré les signes caractéristiques sont : des dérangemens dans les règles ; de temps à autre un léger écoulement sanguin avec ou sans douleurs ; pesanteur dans le bas-ventre, et envies fréquentes d'uriner et d'aller à la garderobe. Quelquefois il survient aussi des pertes sanguines plus ou moins abondantes, des hémorrhoïdes, des écoulemens blancs abondans, et enfin des douleurs lancinantes dans la matrice.

Les signes du second degré sont pareils à ceux que nous venons d'énumérer, seulement ils sont plus forts et mieux caractérisés. Enfin dans le troisième degré de la maladie on voit survenir l'engorgement des glandes des aînes, la maigreur générale du corps, la teinte jaunâtre de la face, l'engorgement des jambes, et enfin une petite fièvre lente qui fatigue beaucoup les malades.

Outre les affections dont nous venons de décrire les principaux symptômes, les femmes peuvent encore être atteintes par des renversemens ou des descentes de matrice, par des polypes du même organe, et enfin par l'inflammation des ovaires; mais ces diverses maladies sont assez rares, et généralement elles sont assez faciles à reconnaître pour que nous nous dispensions d'en décrire les principaux symptômes. Nous terminerons cet opuscule par quelques lignes sur la *chlorose*, cet état particulier qui constitue une véritable maladie si bientôt on n'y apporte remède. La chlorose (pâles couleurs) attaque principalement les jeunes filles non encore réglées, mais quelquefois aussi on la voit survenir chez les femmes mariées et chez les veuves. Les principaux symptômes de cet état maladif sont : la fatigue au plus léger exercice ; la pesanteur des membres ; les palpitations du cœur ; les douleurs dans le dos, les reins et les hanches ; des aigreurs d'estomac et des vents ; la constipation ; le dérangement et même l'absence complète des règles, et enfin une grande gêne dans la respiration. La face a une teinte pâle ou jaunâtre, tout le corps s'amaigrit et les pieds s'enflent quelquefois. On conçoit qu'il n'est pas nécessaire que tous ces signes existent pour que la femme soit atteinte de chlorose; quelques-uns d'entr'eux peuvent manquer, ou bien encore ils peuvent exister tous, mais à un faible degré. Un traitement spécial est alors nécessaire; après avoir fait beaucoup de recherches à ce sujet, nous nous sommes arrêté à un mode tout particulier de médication, qui nous réussit toujours. Au bout d'un mois à peine de notre traitement, la chlorose disparaît et bientôt la constitution, totalement améliorée, fait oublier les craintes qui avaient pu naître dans l'esprit des malades.

BIBLIOTHEQUE ROYALE

TYPOGRAPHIE DE FÉLIX MALTESTE ET Ce,
18, Rue des Deux-Portes-St-Sauveur.

www.ingramcontent.com/pod-product-compliance
Ingram Content Group UK Ltd.
Pitfield, Milton Keynes, MK11 3LW, UK
UKHW012309240726
13966UKWH00004B/1739

9 782012 784529